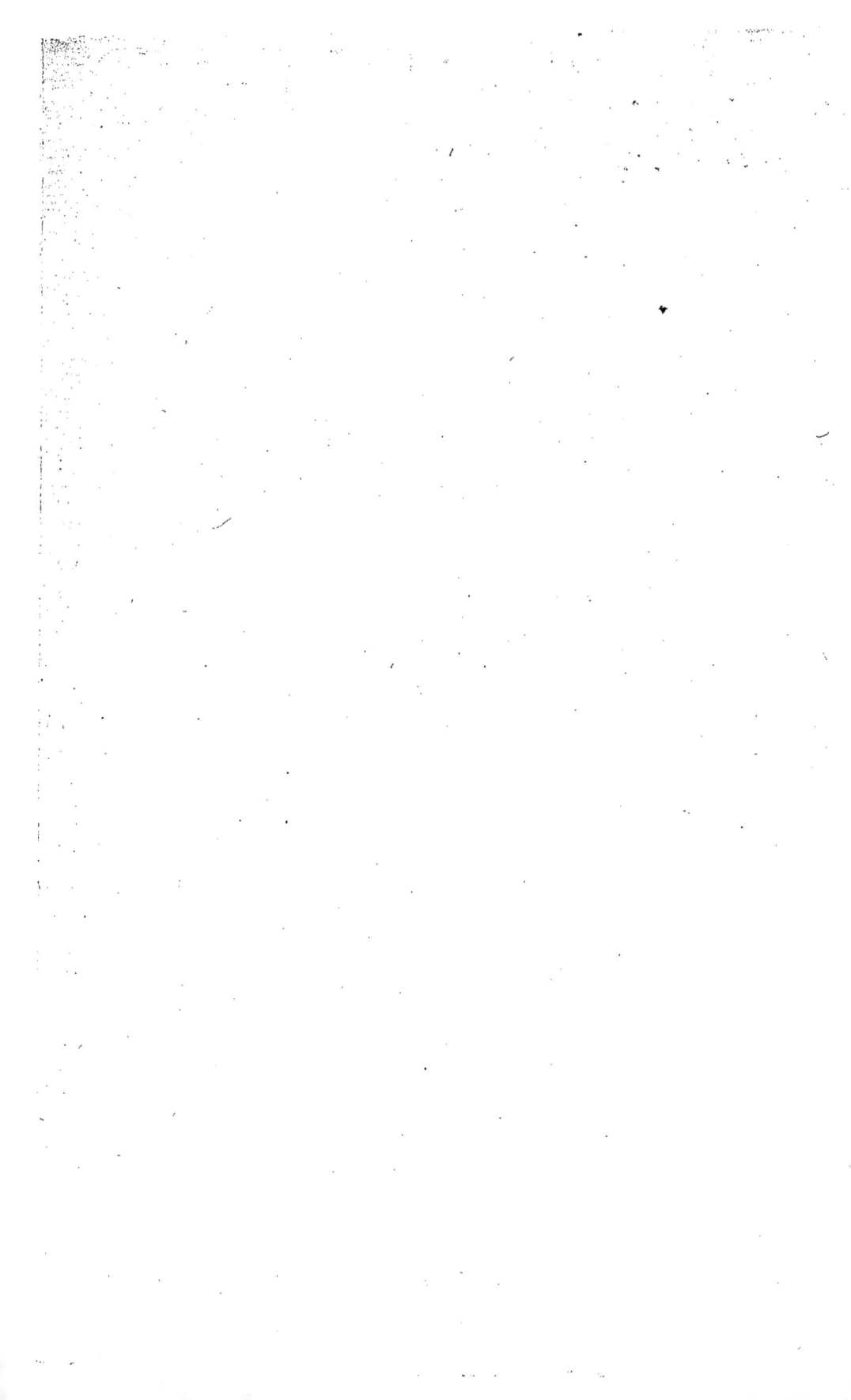

DES REMÈDES

CONTRE

LE CHOLÉRA

RECUEILLIS PAR

UN VIEIL ÉTUDIANT EN MÉDECINE.

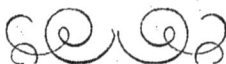

GRENOBLE,

TYPOGRAPHIE ET LITHOGRAPHIE MAISONVILLE ET FILS,
Rue du Quai, 8.

—

1880

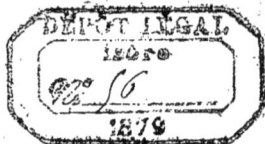

DES

REMÈDES CONTRE LE CHOLÉRA

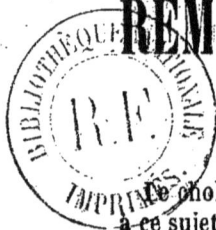

Le choléra, ce fléau dont l'origine, malgré tout ce qui a été écrit à ce sujet, est restée obscure, dont le mode de propagation n'est guère mieux connu, dont le traitement se réduit à combattre les symptômes caractéristiques de la maladie, dont la thérapeutique enfin est une longue série de médicaments dont la plupart se heurtent; le choléra, disons-nous, a élu domicile aujourd'hui dans toutes les parties du monde et continue, tous les ans, envers et contre tous les médecins, à faire de nombreuses victimes, principalement parmi les classes laborieuses, voisines de la misère. Il est arrivé souvent à nos portes... Dieu veuille qu'il nous fasse l'impolitesse de n'y entrer jamais. Grenoble a eu le bonheur, jusqu'à ce jour, d'être à peu près oublié ou dédaigné par ce redoutable visiteur; mais il ne faut pas trop compter sur la persistance de ce dédain ou de cet oubli : bien des localités qui, comme notre cité, avaient toujours joui de l'immunité de cette affreuse dîme, ont été enfin appelées à payer un large *tribut*...

Les remèdes proposés pour combattre cette épidémie à marche capricieuse, fantasque, sont presque innombrables : la multiplicité des médications est la preuve douloureuse qu'il n'y en a aucune de vraiment efficace. Le remède spécifique du choléra est encore à trouver : celui qui le découvrira, si tant est qu'il existe, méritera la reconnaissance du monde entier : le marbre et le bronze seront des matières à peine assez précieuses pour transmettre son image à la postérité...

Il n'est peut-être pas inutile, toutefois, en attendant la découverte de cet arcane anticholérique, de réunir, de rapprocher et de mettre sous les yeux de ceux qui daigneront lire ces lignes quelques-uns des moyens préconisés pour combattre cette maladie qu'il est plus facile de prévenir, on ne saurait trop le répéter, que de guérir...

Nous ne saurions signaler tous les remèdes, tous les médicaments déjà essayés, avec plus ou moins de déceptions, pour combattre la maladie *indienne ;* il nous faudrait une grosse main de papier, seulement pour les résumer : nous nous contenterons de donner en quelques lignes, souvent même en quelques mots, ceux qui nous ont paru les moins compliqués, les plus rationnels et quelques-uns aussi parmi ceux qui ont un caractère assez drôle pour dérider, s'il est possible, le front du lecteur, assombri par l'idée seule du fléau, idée fort peu récréative, en somme.

Entrons en matière, donc, sans un plus long préambule. C'est une simple énumération que nous donnons, sans autre méthode que l'ordre chronologique des notes que nous avons prises depuis 1832. Nous les numérotons toutefois.

1° Choléra au début : cataplasmes et applications de cendres chaudes sur le creux de l'estomac et *autour du corps.* Frictions des pieds et des mains avec *un drap de laine* et des brosses ; puis lavage du corps avec l'eau-de-vie. Administration de potions de thé bien chaud avec quelques gouttes de forte huile de menthe, ou même des potions d'infusion de menthe ; envelopper le malade avec des couvertures, des fourrures et des coussins, pour provoquer la transpiration aussi vite que possible.

2° Potion à prendre pendant la période algide, cyanique du choléra : eau distillée de menthe poivrée, *16 grammes ;* idem fleurs d'oranger, *32 grammes ;* acétate d'ammoniaque, *20 gouttes ;* sirop de coquelicot, *30 grammes.* A prendre par cuillerées toutes les demi-heures jusqu'au retour de la chaleur. Entretenir la chaleur autour du malade par des bouteilles d'eau chaude ; frictions souvent répétées sur les membres avec un liniment composé d'huile de jusquiame, *32 grammes ;* laudanum de Sydenham, *16 grammes.* Fomentations sur le ventre avec une décoction de pavots, guimauve et son. Infusion de tilleul ou feuilles d'oranger pour boisson.

3° Dans la période d'asphyxie du choléra, appliquez sur la tête *rasée* des compresses imbibées de la solution suivante : alcool camphré, *150 grammes ;* ammoniaque liquide, de *20 à 25 grammes ;* infusion d'arnica, *100 grammes,* dans laquelle on fait dissoudre : chlorhydrate d'ammoniaque, *45 grammes ;* frictionner l'épigastre dans les crampes et les tiraillements d'estomac, avec laudanum et baume tranquille, de chaque *60 grammes.*

4° Au début de la maladie, le docteur Desruelles conseille l'emploi des moyens suivants : eau albumineuse sucrée (2 blancs d'œuf pour 3 verres d'eau), à prendre par gorgées de quart d'heure en quart d heure, *4 à 6 pilules* d'un huitième de grain d'extrait d'opium et *2 grains* d'extrait de chiendent. Porter le nombre des pilules à 8, 12, 16 dans les vingt-quatre heures. Dans la période algide avec crampes, calorique et sinapismes à l'extérieur; ne laisser les sinapismes qu'on promène sur tout le corps que 25 à 30 minutes; eau très chaude en abondance à l'intérieur jusqu'au commencement de de la disparition des crampes, du froid et de la cyanose; remplacer alors l'eau chaude par de la glace et quelques boissons légèrement aromatiques; substituer des cataplasmes aux sinapismes; combattre enfin la réaction si elle est trop vive.

5° Dans la cholérine marquée par des nausées, des vomissements, de la gastralgie, de fréquentes évacuations alvines, *30 à 40 grammes* de sous nitrate de bismuth par jour ont suffi, dit M. Monneret, pour arrêter, *à l'instant même,* ces symptômes.

6° Voici un remède qui doit plaire aux cholériques qui aiment les truffes : eau distillée de truffes ou bien tisane préparée avec *125 grammes* de truffes pour *5 litres* d'eau ; en prendre *125 grammes* par cuillerées à bouche en *24 heures*. C'est le chimiste-légiste Devergie qui recommande cet *antidote* du choléra.

7° Le docteur Depierris propose comme spécifique de la diarrhée prodromique du choléra la formule suivante : eau bouillante, *250 grammes;* cachou en poudre, *10 grammes;* valériane en poudre, *3 grammes;* infusez et passez; puis ajoutez laudanum de Sydenham, *6 gouttes;* éther sulfurique, *4 gouttes*. Dès que la diarrhée se manifeste, prendre en une seule fois *125 grammes* de cette potion à la température ordinaire, le reste d'heure en heure par doses de 10, 20, 30 grammes, continuées pendant *5 à 6 jours*, même après la suppression des selles.

8° Selon le docteur Poulvier de Lille, le choléra a des symptômes avant-coureurs 95 fois sur 100. L'ipécacuanha et le laudanum de Sydenham sont incontestablement, selon lui, les agents les plus précieux que nous ayons pour combattre efficacement la cholérine, *précurseur* du choléra.

9° Le docteur Delaroque traite la cholérine par l'administration de 2, 3, 4 onces de sirop d'ipécacuanha étendu dans un bol d'infusion ou d'eau de tilleul très chaude et données de quart en quart d'heure.

10° Le docteur Cliet propose dans la période algide du choléra la potion suivante : infusion très concentrée et très chaude de menthe poivrée, *250 grammes;* acétate d'ammoniaque liquide *50 grammes;* laudanum liquide de Sydenham *3 grammes;* sirop simple, *60 grammes,* ou sucre, *40 grammes.* En faire prendre immédiatement au malade un demi-verre, puis en donner de 10 en 10 minutes 2 cuillerées ; envelopper le ventre et les membres de flanelle trempée dans de l'eau salée bouillante.

11° Le docteur Lebatard conseille la médication suivante contre le choléra au début : 1° mettre, s'il est possible le malade dans un sac à farine légèrement *secoué* et chauffé à une température à peine supportable. La chaleur y développe une fermentation qui porte son *action secondaire* sur le corps. A défaut de sac, rouler le malade nu dans deux couvertures de laine bien chaudes entourées de quelques bouteilles d'eau bouillante ; 2° Faire boire au malade tous les quarts d'heure, malgré les vomissements, une tasse d'infusion concentrée de fleurs de sureau, édulcorée avec le mélange suivant : sirops acétique, *45 grammes;* diacode, *32 grammes;* d'écorces d'oranges, *32 grammes;* acétate d'ammoniaque, *15 grammes.* 3° Recourir à une seconde dose si la première a été rejetée par les vomissements. 4° Laisser le malade pendant plusieurs heures dans le sac ou dans les couvertures ; ne le changer de linge que lorsque les symptômes du mal n'existent plus, dans la crainte de troubler la réaction. 5° Le remettre dans un lit bien chaud et continuer à lui faire boire une infusion légère de fleurs de sureau avec du sirop de vinaigre ou du sucre et demi cuillerée à café de vinaigre par tasse. 6° Si, une fois changé de linge, le malade était somnolent, accusant un mal de tête, ou que le pouls fût plus volumineux, il faudrait promener des jambes aux cuisses, et même à l'épigastre, des sinapismes tièdes pendant 15 minutes chaque fois, ou avoir recours aux compresses imbibées de la dissolution proposée par Worms. Si ces moyens ne suffisaient pas, il faudrait appliquer quelques sangsues derrière les oreilles ou pratiquer une petite saignée et mettre un vésicatoire à la nuque.

Si la diarrhée reparaît, il faut l'arrêter à l'aide du lavement suivant : décoction concentrée de ratanhia, *200 grammes;* laudanum de Sydenham, *10 gouttes;* camphre, *3 décigrammes;* gomme kino, *1 gramme;* jaunes d'œufs, 2. Faire boire dans la journée *500 grammes* de décoction blanche de Sydenham avec addition de *20 grammes* de sirop diacode. M. Lebatard assure avec une bonne foi toute naïve s'être *toujours* bien trouvé, dans la diarrhée accompagnée de refroidissement, du lavement précité, du sirop acétique mitigé et de l'infusion de sureau légèrement vinaigrée. Son traite-. ment repose purement sur la médecine des symptômes ; il peut, dans beaucoup de cas, venir en aide aux forces médicatrices de la nature ; c'est pourquoi nous en avons donné un résumé complet...

12° Voici encore, selon un autre médecin, une potion *très efficace* dans la diarrhée. Sirop de coing, *30 grammes ;* teinture de cachou, *10 grammes ;* eau de cannelle, *30 grammes ;* eau commune, *90 grammes ;* eau de Rabel, *2 grammes ;* laudanum de Rousseau, *10 gouttes.* Prendre cette potion en deux ou trois fois dans la journée, et en forcer même la dose dans la *cholérine...* C'est une potion *polypharmaque* fort astringente...

13° Dans l'Inde, le docteur Stevens administrait contre le choléra la poudre suivante : sel marin, *1 gramme 25 centigrammes ;* bi-carbonate de soude,. *2 grammes ;* chlorate de potasse, *35 centigrammes ;* il en faisait prendre toutes les heures ou les demi-heures, et dans les cas graves, il doublait la dose de sel commun, augmentait la dose du bi-carbonate, mettait un large sinapisme sur l'épigastre s'il y avait douleur dans cette région. Dans quelques cas où la vie était presque éteinte, il faisait introduire dans le gros intestin une solution alcaline analogue à celle donnée par la bouche.

14° Le docteur Fouquier disait avoir administré avec succès le sel marin à la dose de *12 grammes* dans *125 grammes* eau de menthe et *40 grammes* sirop diacode. Il faisait prendre cette potion par cuillerées à bouche de demi-heure en demi-heure. Il donnait deux ou trois fois par jour un lavement salin additionné de *12 gouttes* de laudanum de Sydenham, toujours dans le but de combattre les évacuations alvines.

15° Malgaigne employait le chloroforme en frictions sur la colonne vertébrale pour arrêter les crampes. Ces frictions ont pour résultats de stimuler violemment la peau au moment où elles sont pratiquées.

16° Le docteur Denonvillers, ayant reconnu que les cholériques digèrent avec facilité le bouillon froid, leur en faisait prendre en très petite quantité à la fois. Il assurait que les picotements et les fourmillements dont on souffre dans le choléra ne résistent pas aux frictions d'huile camphrée.

17° Chomel conseillait de traiter le choléra par l'administration de la glace pulvérisée ou d'eau glacée à la dose d'une cuillerée à bouche toutes les deux ou trois minutes. Vésicatoires sur l'estomac ; frictions sèches sur toute la peau, continuées pendant plusieurs heures et par plusieurs personnes à la fois, sans préjudice des moyens connus employés pour combattre la diarrhée rebelle et provoquer la réaction.

18° Le docteur Guéret recommande les bains chauds à 40 degrés centigrades, vésicatoires sur l'épigastre ; eau froide de temps en temps en boisson. Au sortir du bain, emmailloter les malades à nu dans plusieurs couvertures de laine et les y maintenir pendant *10 à 20 heures !!...*

19° Le docteur Champenois (des Ardennes) conseillait l'abstinence des liquides jusqu'à cessation des vomissements ; de simples lotions d'eau froide dans la bouche, répétées fréquemment, puis quelques cuillerées d'eau froide et de potions opiacées. Injections dans la vessie d'un liquide ainsi composé : eau distillée ou vin blanc, *75 grammes ;* alcool rectifié, *25 grammes ;* sulfate de quinine, *1 gramme ;* laudanum de Sydenham, *25 à 30 gouttes ;* strychnine, *4 à 8 milligrammes ;* acide sulfurique, *6 gouttes.* — Reste à savoir comment la vessie acceptait le contact d'une telle composition...

20° Sous-nitrate de Bismuth à la dose de 10, 20, 30, 40 grammes mêlé au bouillon, administré dans la période prodromique du choléra.

21° Selon le docteur Vernois, le chloroforme possède la précieuse propriété d'arrêter en peu de temps la diarrhée et les vomissements au début de la maladie. Voici sa formule : eau distillée de laitue, *120 grammes ;* chloroforme, *10 gouttes ;* laudanum de Rousseau, *10 gouttes ;* sirop d'éther, *15 grammes ;* à prendre par cuillerées de quart en quart d'heure.

22° Voici une autre formule contre la même période du choléra : eau bouillante, *250 grammes ;* cachou en poudre, *10 grammes ;* valériane en poudre, *3 grammes ;* faites-en une infusion, passez et ajoutez : laudanum de Sydenham, *6 gouttes ;* éther sulfurique, *4 grammes ;* dès que la diarrhée se manifeste, on prend en une seule fois *125 grammes*, à la température ordinaire ; le reste d'heure en heure, par doses de 10, 20 ou 30 grammes. Continuez pendant *cinq ou six jours.*

23° Le docteur Michel, d'Avignon, recommande la médication originale suivante · Réduire quelques bulles d'ail avec addition de *50 à 70 centigrammes* d'encens, en une pommade qu'on emploie en frictions ou en cataplasme sur la région thoracique et abdominale, pendant qu'on administre à l'intérieur quelques tasses d'une infusion chaude de cette asphodèle.

24° Un autre médecin qui, probablement, ignorait les formules employées par M. Monneret, recommande contre les vomissements cholériques l'administration du sous-nitrate de bismuth à la dose (altérante sans doute) d'un *demi-gramme* de demi-heure en demi-heure.

25° Le docteur Conté, de Lévignac, préconise l'emploi d'une potion dans laquelle entre le sulfate de quinine et l'iodure de fer. — Le docteur Spring, de Liège, lui, ne voyant dans le choléra qu'une suppression de la sécrétion biliaire, recommande la méthode évacuante combinée avec les révulsifs. — Un autre savant médecin, le docteur Audrand, attribue en grande partie le choléra à l'électricité atmosphérique.

26° Le docteur Hand-Vogel prétend arrêter la diarrhée et les vomissements cholériformes en introduisant dans une petite incision faite dans la région épigastrique *2 à 5 centigrammes* de chlorhydrate de morphine. Le docteur A. Jacquart, à son tour, combat la diarrhée cholérique par le sulfate de magnésie ou le *calomel*, associé à la morphine. — Le médecin belge Devilliers administre des pilules composées de diascordium, *8 grammes;* sous-nitrate de bismuth, *4 grammes* pour *36 pilules;* il en donne 5 ou 6 toutes les demi-heures ou toutes les heures.

27° Selon le docteur Delfraysse, de Cahors, il suffit, quand règne le choléra, de prendre du sulfate de quinine à petites doses pendant 7 ou 8 jours pour en être préservé. — Le docteur Leteiller conseille d'employer dans le même but la combustion de bois résineux dans les rues. — Un autre praticien, le professeur Delacroix, de Besançon, a employé *avec succès* la teinture éthérée de phosphore pour produire la réaction dans la période algide. — Une sœur de charité de Valenciennes assure avoir composé un remède souverain contre la terrible maladie qui nous occupe.

28° Le docteur Franceschi, de Saint-Pétersbourg, préconise, dans le traitement du choléra épidémique, l'emploi de la préparation suivante qu'on prend à la dose de *10 à 15* gouttes, matin et soir, comme moyen préservatif, ou à la dose de *20 à 60* gouttes et même davantage, comme moyen curatif, à un intervalle d'une à *deux* heures, 4 ou 5 fois par jour, en ayant soin de la diminuer à mesure que les symptômes du mal s'affaiblissent. Le médicament se donne dans une cuillerée de vin, de café, de thé, d'infusion de menthe, voire même d'eau simple. Il faut toujours réchauffer le malade par tous les moyens possibles.

29° Combattre les crampes par des frictions avec le mélange suivant : liniment volatil camphré *120 grammes ;* huile de jusquiame *120 grammes ;* laudanum de Sidenham *15 grammes.* Diminuer la soif immodérée en administrant l'acétate de morphine (*3 centigrammes*), par la méthode endémique et en donnant au malade de petits morceaux de glace toutes les cinq minutes.

30° Voici le traitement du docteur Jachnichen : dans les cas légers, lorsqu'il n'existe encore que des vomissements et une diarrhée aqueuse, avec douleurs plus ou moins intenses dans le creux de l'estomac et des hypocondres, oppression légère, vertige, sentiment d'abattement et de prostration, sans trouble bien notable du côté de la circulation et de la calorification, il administre l'ipécacuanha à dose vomitive, de quart d'heure en quart d'heure, jusqu'à ce que le malade ait *rendu une grande quantité de bile;* puis le docteur Jachnichen a recours à la potion de Rivière, soit simple, soit composée, additionnée de *20 à 30 gouttes* d'eau de laurier-cerise, prise par cuillerées à des intervalles plus ou moins rapprochés. Contre la diarrhée intense la décoction blanche donnée en faible quantité à la fois et des quarts de lavements avec 10 gouttes de laudanum.

31° Le docteur Alfred Contour dit que lorsqu'au commencement de l'été 1867 le choléra reprit une nouvelle intensité à Mâcon, on fit usage avec succès d'une dissolution de sel marin dans la proportion d'une partie de sel pour 3 parties d'eau-de-vie. C'est à la dose de 2 cuillerées à bouche mêlées à partie égale d'eau très chaude que cette potion était le plus ordinairement conseillée, soit dans les cas de cholérine, soit dans le choléra bien confirmé.

32° Dans la dernière période du choléra (algidité et commencement de cyanose) on obtient souvent la réaction par l'usage de l'éther saturé de camphre à la dose de *4 à 6* gouttes de quart d'heure en quart d'heure et en accompagnant chaque dose d'un morceau de glace. Dans la diarrhée intense la décoction de *12 grammes* de quinquina concassé pour un litre d'eau est quelquefois efficace : le malade prend cette tisane avec plaisir.

33° Voici la formule du fameux liniment hongrois, employé en frictions, à l'aide d'un morceau de flanelle, pour calmer les crampes des cholériques : eau-de-vie, *une chopine;* vinaigre fort, *1/2* chopine; farine de moutarde, *1/2* once; camphre, *2 gros;* poivre, *2 gros;* une gousse d'ail pilée. Mettre le tout dans un flacon bien bouché exposé pendant trois jours au soleil ou dans un lieu chaud; puis passer avec expression et conserver en vase bien clos.

34° Réveillé-Parise conseillait d'employer, en temps de choléra, au moindre borborygme, à la sensation de la plus petite colique, une à trois fois par jour, une cuillerée à café du mélange suivant, sur un morceau de sucre : laudanum de Sydenham, *4 parties;* eau de fleurs d'oranger, *2 parties;* éther sulfurique, *une partie.*

35° Le docteur Worms, du Gros Caillou, conseillait de traiter le choléra par l'acide sulfurique à la dose de *20 grammes* dans un litre d'eau. De débuter (dans tous les cas où l'économie n'est pas entièrement épuisée) par l'ipéca, à dose vomitive (2 grammes). — Vient le docteur Moore, de Mobile, qui ordonne contre le choléra grave un lavement de décoction de tabac (4 grammes pour un litre d'eau). Il assure avoir calmé des crampes et la diarrhée *avec une tasse de décoction de tabac.*

36° M Gastinel, pharmacien au Caire, avait recours à la composition suivante : Infusion chaude de camomille, *96 grammes;* sirop simple, *30 grammes;* teinture de *hatchiscine* ou de cannabine, *40 gouttes,* à prendre une fois dans la période *calme* et algide.

37° Le docteur Duchesne-Duparc préconise une potion ainsi composée : Café à l'eau, *100 grammes;* sulfate de quinine, *1 gramme;* eau de Rabel, *75 centigrammes;* sucre, quantité suffisante. Donner cette potion par cuillerées à bouche à des intervalles plus ou moins rapprochés. Suivant la gravité des cas : boissons acidules ou légèrement aromatiques. On peut employer aussi la potion ci-dessus une fois par jour, à la dose de deux ou trois cuillerées, comme moyen préservatif.

38° Le docteur Justin Sabatté, de Pont-Sainte-Marie, s'adresse

2

simplement au seigle ergoté (ou plutôt à l'ergot de seigle, ce qui est différent) pour la guérison des cholériques.

39° Le docteur anglais Noble ne voyant dans le choléra qu'une maladie analogue à la variole, à la rougeole, à la scarlatine, *à la coqueluche*, sous une forme différente, recommande la thérapeutique de ces maladies.

40° Le docteur Desfourneaux, d'Auzance (Creuse), préconise la camomille comme préservatif du choléra. — Le docteur Morlière conseille, pour se préserver du choléra, de se laver le corps, surtout le ventre, avec une dissolution très étendue d'hypochlorite de soude ; les hypochlorites étant réputés comme d'excellents agents de désinfection. — Idée assez étrange : Le sieur Lachaise, d'Auxerre, assure que la suette, apparaissant épidémiquement avec le choléra, peut être considérée comme un diminutif ou un état abortif de cette maladie ; que dès le moment où la suette apparaît dans une épidémie de choléra, on peut prédire que celle-ci sera peu intense ou généralement de courte durée. Il est prudent alors de chercher à ramener le choléra à l'état de suette, et dangereux de laisser cette dernière passer à l'état de cholérine qui dégénère souvent en choléra.

41° Le traitement suivant est en vogue en Allemagne : *15 centigrammes* de fleurs de soufre, *15 centigrammes* de charbon pilé en pilules ou dans de l'eau sucrée. En prendre deux ou trois fois ; la première prise peut suffire dans le plus grand nombre des cas. Voici sur quoi repose cette médication altérante : quand on soumet à la vapeur d'iode un morceau de papier non-collé, trempé dans une dissolution d'amidon, il prend une teinte violette : si on l'expose ensuite dans la chambre d'un cholérique, ce papier reblanchit pour reprendre la teinte violette si on le soumet à la valeur du soufre. D'où cette conclusion un peu hasardée que le soufre a la propriété de détruire les effets produits par les miasmes du choléra.

42° Voici qui est merveilleux : un chirurgien militaire de Landrecies assure que l'émétique est un médicament aussi simple que prompt et infaillible contre les symptômes précurseurs du choléra. Pris au moindre dérangement, à la moindre envie de vomir, qu'il y ait vomissements, coliques, avec ou sans diarrhée, qu'il y ait même algidité, cyanose, crampes, céphalalgie, etc. (que voudrait-il encore), l'émétique pris à l'apparition de l'un ou de tous ces phénomènes réunis, à la dose de *5 à 10 centigrammes*, les fera entièrement disparaître en moins de trois heures ou dans la journée au plus tard. Un seul mort, dit-il, ne se compterait pas, ou se compterait à peine, sur mille cas. Après cela, il faudrait tirer l'échelle ; mais continuons néanmoins.

43° Le docteur Hassard, d'Angers, prétend que le café pur fortement sucré est un remède certain contre les prodrômes du choléra. Il recommande aussi l'inhalation de l'oxygène pur, comme agent de réaction, quand le mal a atteint sa plus grande période d'intensité.

44° Pour le docteur Pellarin, de Givet, le choléra est une véritable intoxication miasmatique. Le docteur Francallet, de Lyon, l'attribue *pathogéniquement* à un arrêt accidentel de la circulation du sang dans les capillaires autres que ceux du poumon ; mais comment combattre victorieusement les terribles effets de cette intoxication ou de cet arrêt de circulation ? Hélas ! c'est là *le hic*.

45° Quand la diarrhée cholériforme montre de la ténacité, le docteur Durand, de Lunel, administre toutes les heures, par cuillerée, la potion suivante : ipéca, de *2 à 6 grammes* en infusion *dans 90 grammes* eau chaude; extrait gommeux d'opium, *1 décigramme;* sirop simple, *30 grammes*. Dans la moindre congestion céphalalgique, il conseille de faire à la tête des fomentations résolutives avec le mélange suivant: eau *300 grammes;* ammoniaque, *20 à 30 grammes;* sel marin, *10 grammes*. Il emploie en même temps l'eau de Sedlitz à l'intérieur (2 à 3 litres par jour), les lavements purgatifs répétés. Dans certains cas de choléra, il s'est bien trouvé de l'emploi du sel marin, *10 grammes*, dans une potion gommeuse administrée par cuillerée d'heure en heure. Le camphre et le quinquina n'ont pas été négligés. Le sulfate de quinina, assure-t-il, a été employé avec un succès signalé dans les cas de coma intermittent.

46° Le docteur Pellarin, dont nous avons déjà parlé, soutient (et il n'est pas le seul) que le choléra se contracte le plus ordinairement par la respiration des gaz émanés, soit de latrines infectes, soit des déjections mêmes des cholériques, lesquelles possèdent à un haut degré la propriété de communiquer la maladie.

47° Nous revenons au docteur delfraissé (ou Deslfraysse), de Cahors, qui proclame l'efficacité de la médication suivante expérimentée par lui dès les premiers symptômes du choléra : émétique,

5 à 10 centigrammes ; sulfate de soude, 45 à 65 grammes ; eau 260 grammes ; à prendre par cuillerées en vingt-quatre heures ; il administre en même temps des lavements composés de décoction de quinquina, de camphre et de laudanum de Sydenham et pratique sur le rachis des frictions avec la pommade de tartre stibié. — Pour M. Simonin, de Nancy, le choléra est éminemment *contagieux*.

48° Le docteur Cohen, lui, regarde le choléra comme une maladie causée par un excès d'alcali dans le sang : aussi conseille-t-il, comme moyen préservatif de cette maladie, l'usage habituel d'une limonade *minérale* ; comme moyen curatif, les bains chauds rendus excitants par les acides ; l'emploi de boissons acidifiées avec l'acide chlorhydrique ou sulfurique, l'administration de lavements avec l'acide phosphorique.

49° Voilà le docteur Guibert qui vient nous dire qu'il a découvert le traitement rationnel, infaillible du choléra. — Et M. Castel, qui ne voit dans le choléra que le successeur de la variole, la dégénération ou plutôt la transformation de la variole. Il provient de l'impuissance de la vaccine contre le ferment variolique. Selon lui, l'épuration par la variole répondant aux besoins de l'économie, l'épuration par la vaccine ne satisfait point aux mêmes conditions.

50° L'opinion du docteur Pellarin déjà cité mérite d'être prise en considération : l'agent de l'empoisonnement cholérique, dit-il, se comporte de manière à faire croire qu'il pourrait bien être le gaz sulfhydrique et sa combinaison ammoniacale ; le choléra est engendré par infection et propagé par contagion ; il ne voyage qu'avec et par les individus qui en ont pris le germe.

51° Le docteur Marwel, médecin dans l'Inde, écrivait à Liebig, en 1849, que le carbonate de natron (soude carbonatée, natrum) est un remède efficace contre le choléra à la dose d'une cuillerée à bouche dans une tasse de tisane de gruau aussi chaude que le malade peut la boire. Si le remède est rejeté, on le répète immédiatement avec quelques gouttes de laudanum *et une bonne dose d'huile de ricin* ou d'un autre laxatif *pour le faire descendre dans l'intestin grêle* où, selon le docteur Marwel, est le siège du mal. S'il est nécessaire, ce médecin redonne le soir et le lendemain matin une nouvelle dose de carbonate de natron, mais un peu moins forte. Il a aussi recours à des bolus composés de *15 centigrammes* de natrum, *15 centigrammes* d'opium ; *25 à 75 centigrammes* de gomme-gutte ; *10 à 15 centigrammes* ou plus d'huile de croton-tiglium ; *1 gramme* de savon que l'on administre dans une gorgée de solution de natrum. Le carbonate de natron, assure M. Marwel, allège les douleurs intestinales, provoque le sommeil et rétablit en très peu de temps le pouls et la chaleur du corps. Mais voilà une médication tout à fait contraire aux idées du docteur Cohen... Le choléra règne endémiquement dans le delta du Gange, comme la peste sur les bords du Nil, la fièvre jaune sur ceux du Mississipi... C'est au produit des décompositions des matières organiques dépo-sées par ces fleuves qu'on attribue ces cruelles maladies... Mais pourquoi ces mêmes causes ne produisent-elles pas ailleurs les mêmes effets ?....

52° Le docteur Marbois, de Mons, a employé avec un succès bien remarquable, selon lui, le chlorure d'oxyde de sodium ou hypo-chlorite de soude au degré de condensation où il constitue l'eau de *Labarraque*. Dans *38 cas confirmés* de choléra, cités par ce méde-cin, il a obtenu 25 guérisons et n'a compté que 13 ou plutôt 10 décès. La dose du médicament a varié de *2 à 4 grammes* dans les vingt-quatre heures, administrés dans un véhicule gommeux de *125 grammes*, uni tantôt au laudanum, tantôt à l'éther...

53° Dans le choléra, le docteur Lavoy a donné la préférence à l'ipéca en sirop et en poudre mélangés, comme plus propre à procu-rer à la fois la diaphorèse et les évacuations. Il dit avoir rarement vu les vomissements persister d'une manière un peu intense après le second vomitif. Les crampes cessent après ce dernier. Il favorise la réaction, qui se manifeste presque toujours après les premiers vomis-sements, par des agents caléfacteurs externes et des boissons chaudes stimulantes.

54° Quelle est la cause du choléra ? A cette question embarras-sante, le docteur Fourcault répond sans hésiter : La cause de cette terrible maladie existe dans l'organisme même ; c'est un poison qui se compose de l'acide lactique et des autres éléments *excrémentiels* enlevés à la peau, aux reins, et refoulés dans le torrent de la circu-lation, par suite de la lésion profonde de l'innervation.
Simple rapporteur des opinions des uns et des autres nous ne critiquons pas...

55° Un des traitements préservatifs et curatifs du choléra les plus originaux est, assurément, celui proposé par le docteur Burq. Les alliages de cuivre, *laiton et bronze*, les carbures de fer (appelés dans le commerce aciers d'Angleterre et d'Allemagne) appliqués à la peau largement et d'une manière permanente, sont, dans l'épidémie de choléra, un moyen précieux de préservation qu'on ne doit point négliger. *Il serait peut-être* utile de l'aider par quelques prises de poudre très fine de laiton et d'acier, portées sur la muqueuse nasale, et, comme dernière précaution, par de larges feuilles de laiton et d'acier, qu'il serait si facile aux gens aisés de dissimuler dans leurs appartements. Dans le traitement du choléra, le cuivre, administré en temps opportun, soit seul, soit associé aux agents qui, comme l'opium, ont reçu la sanction de l'expérience, soit en limaille, soit sous une autre forme dont la pratique ne peut tarder à faire connaître la véritable dose et les meilleures appropriations, le cuivre, dit le docteur Burq, a les plus grandes chances de devenir, entre les mains de médecins habiles, un puissant moyen de guérison... *du choléra.*

56° Le traitement employé à l'hôpital de Marie Madeleine, à Saint-Pétersbourg, consiste dans l'administration d'une poudre composée de parties égales de calomel et de camphre à la dose de *20 centigrammes* à prendre toutes les deux heures, ou plus souvent dans les cas fort graves, pendant toute la période algide. On y joint les frictions excitantes, les rubéfiants, la glace à l'intérieur, les demi-lavements astringents et calmants.

57° Le docteur Beauregard emploie contre le choléra l'éther laudanisé à haute dose. — Le docteur Gouyon, de Clermont-Ferrand, propose comme moyen de traitement, d'injecter dans les veines ou même sous la peau, tel liquide qui paraîtra *le moins dangereux* et le plus approprié à la nature de la maladie. (Mais quelle est au juste cette nature?...) En décembre 1853, le docteur Gauthier, de Nogent-sur-Seine, soumit à l'Académie de médecine de Paris la formule d'un remède contre le choléra (*Gazette médicale*, décembre 1853). Le docteur Semanas, de Lyon, a proposé également un préservatif *général* et spécifique du choléra endémique... Et l'on gagne et l'on meurt encore, presque toujours pourtant, de cette redoutable maladie.

58° Voici un remède foudroyant. C'est armé de la poudre à canon que le docteur A.-L. Roux prétend vaincre le choléra : il cite, coup sur coup, vingt guérisons obtenues par l'emploi de quart d'heure en

quart d'heure de *15 centigrammes* de chacune des substances suivantes : charbon, soufre, nitrate de potasse mêlés ensemble et incor-
porés à un peu de gelée de groseilles. L'auteur emploie aussi les
frictions toniques et excitantes pour rétablir la chaleur. Après la
cessation des vomissements, M. Roux administre *60 grammes*
d'huile de ricin dans du bouillon de viande bien dégraissé et chaud
à peine. Le troisième jour, le malade *est en pleine voie de conva-
lescence.*

59° M. Ch. Weber, chirurgien à Arnebourg, conseille l'emploi de
la *créosote* à la dose de DEUX GOUTTES dans *150 grammes* de décoction de salep et *30 grammes* de sirop de guimauve, à prendre toutes
les deux heures par cuillerées à bouche. Trois cuillerées, dit l'auteur, suffisent (dans combien de cas ?) pour faire cesser les évacuations.

60° Le docteur Belon croit voir dans la suspension du travail éli-
minatoire des reins, la source principale des désordres qui rendent
si graves les attaques du choléra. La médication qu'il propose a
surtout pour objet de rétablir la sécrétion urinaire.

61° Traitement de la période prodromique du choléra. C'est,
assurément, le seul qui réussisse dans la très grande majorité des
cas. Il faut favoriser le travail d'élimination du mollimen cholérique, si l'on peut s'exprimer ainsi, par la diète et le repos, le diriger
et le provoquer quand il le faut, à l'aide des évacuations quand il
s'arrête ; le calmer au moyen des opiacés quand il dépasse le but.
Telles sont les trois indications qui constituent le traitement rationnel de la période *initiale* du choléra. C'est toujours, nous le répé-
tons, la médecine des symptômes.

62° Le docteur Goupil, de Montereau, prétend traiter avec succès
le choléra indigène qui sévit quelquefois, pendant les chaleurs de
l'été, sur les enfants, par la limonade sulfurique. Il voudrait qu'on
l'appliquât aussi au traitement du choléra asiatique.

63° Le traitement par la strychnine, employé par le docteur
Abeille, mérite quelque attention ; en voici le résumé : Dans le
choléra algide, ce médecin fait appliquer vingt à quarante sangsues,
suivant la force des sujets, à la base de la poitrine, sur les points
correspondants tout à fait à la partie inférieure des poumons. A
mesure que, sous l'influence de la strychnine, la circulation se

rétablit et qu'il se montre de la réaction, il réitère l'application des sangsues, il ouvre même alors la veine pour vider en partie les vaisseaux et donner plus de liberté au cours du sang. Un peu plus tard, il fait plonger le malade dans un bain chaud, avec la précaution de leur tenir de la glace ou des compresses d'eau froide sur la tête.

Dans le choléra non algide, où la chaleur existe encore, où la circulation du sang se fait librement, qui se caractérise par les selles et les vomissements blancs, des crampes, un léger degré de cyanose, la suspension de la sécrétion urinaire ; dans ces cas, dit M. Abeille, la strychnine fait diminuer rapidement tous les symptômes alarmants, et son action est bien autrement prompte et décisive que dans la période d'algidité. Sur *quarante-six cas* observés par l'auteur, la diarrhée s'est montrée *quarante-quatre fois*, d'un à quinze jours, avant le développement des autres phénomènes cholériques. Dans la période algide, la strychnine suscite une réaction plus ou moins prononcée, dix-neuf fois sur *vingt-trois*, et procure la guérison dix fois sur vingt-quatre, résultat bien supérieur, dit M. Abeille, à celui que donne le sulfate de quinine dans les accès pernicieux algides (une fois sur cinq).

Quand les phénomènes cholériques éclatent, la strychnine, administrée aussitôt, les modifie avantageusement et avec rapidité, parce qu'elle agit sur les nerfs sensitifs, système qui est le premier atteint. Le médicament doit être donné à l'état de sulfate dans *60 grammes* de solution de gomme arabique, à la dose de *15 milligrammes à 3 centigrammes*, en quatre heures, par quart de la potion. Pour empêcher que les malades la rejettent par les vomissements, il est important de leur faire avaler à chaque fois un petit morceau de glace S'il est conservé pendant dix minutes, le médicament a eu le temps d'être absorbé, assure l'auteur. Si les malades le vomissent, il ne faut pas craindre de répéter la dose. Les doses indiquées du médicament sont répétées le matin et le soir. Quand le pouls et la chaleur ont reparu, il ne faut en donner qu'une dose par jour, et s'arrêter définitivement dès que la réaction est bien établie.

Il reste à continuer les boissons chaudes et à surveiller les malades, afin de combattre les phénomènes typhiques, qui ne se montrent que trop souvent dans le choléra, pendant la période de réaction. Ces phénomènes, qui se manifestent par une tendance au sommeil, par le *coma*, sont le résultat de l'hyperhémie cérébrale, d'abord passive, puis active sous l'influence de la réaction.

Mais, hélas ! toute médaille a un revers, et le traitement inauguré avec tant de succès par le docteur Abeille a le sien. D'après les observations qui ont été faites en 1854 (et plus tard ailleurs) sur les cholériques admis à l'hôpital Necker par le docteur Duchaussoy, qui a suivi ces malades, traités par le docteur Vernois (alors médecin de cet hôpital), à l'aide de médicaments dont l'absorption peut être plus facilement constatée que celle de la strychnine, il a été reconnu que, dans le choléra intense, il existe une période pendant laquelle l'absorption par l'estomac, le gros intestin et la peau, est ou absolument nulle, ou tellement affaiblie, qu'on ne peut compter sur elle pour obtenir une action thérapeutique. Cette perte de la propriété d'absorber persiste dans les derniers instants de la vie, alors même que les évacuations ont cessé. Ces faits, dit M. Duchaussoy, rendent compte à la fois et des prétendus succès obtenus par des remèdes doués de propriétés différentes ou même opposées, et de l'inefficacité si tristement avérée des médicaments les plus énergiques dirigés contre le choléra à cette période : dans l'un et l'autre cas, il n'y a pas eu d'absoption réelle. — On pourrait alors essayer l'administration du sulfate de strychnine ou même la strychnine par la méthode endermique, à la dose de *3 à 15 centigrammes*. Mais voilà le docteur Bonnafont qui assure que le sulfate de strychnine, bien qu'il puisse être classé parmi les médicaments utiles contre le choléra, est loin de posséder des propriétés spécifiques analogues à celles dont joui le sulfate de quinine contre les fièvres d'accès. La réaction subite qu'il provoque n'est souvent qu'une réaction factice, purement *nerveuse*, pouvant produire des effets contraires à ceux qu'on désire obtenir.

64° M. Wittmach, de OEdeslœ près Hambourg, a trouvé dans l'usage du bon café et du bon vin rouge, la meilleure méthode du traitement du choléra. Voilà au moins un traitement aussi simple qu'il est agréable.

65° Revenons au docteur Abeille, qui assure de nouveau que l'emploi du sulfate de strychnine dans le traitement du choléra, lui a donné, dans les plus mauvais moments de l'épidémie de 1854, enfin dans des cas exceptionnels *très graves*, neuf et dix guérisons *sur vingt-deux*, là où les autres traitements échouent douze et treize fois sur quatorze ! Dans les cas de moyenne intensité, le sulfate de strychnine, dit l'auteur, guérit au moins *douze fois sur treize*. Toutes les cholérines, au nombre de plus de trente, ont

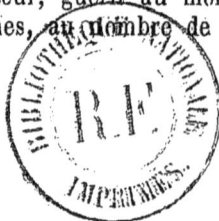

guéri sans que les accidents soient passés à un degré plus sérieux, et cela dans l'espace de vingt-quatre à quarante-huit heures. Le médicament est, dans tous les cas, d'une innocuité bien constatée, quand il est administré d'après les principes de l'auteur, et il constitue, selon lui, le *spécifique du choléra*.

66° Le docteur Roger, de l'Orne, a observé, en 1854, un cas de choléra algide désespéré guéri par l'administration de *1 gramme 50 centigrammes* d'ipéca en poudre fine, pris comme errhin ou sternutatoire, en trois fois, à une demi-heure d'intervalle. Est-ce que le corysa serait, par hasard, l'antagoniste du choléra ?

67° Dans la période de réaction du choléra, il a semblé à M. P. de Pietra Santa, médecin de la prison des Madelonnettes, que l'association du sulfate de quinine à l'extrait thébaïque, a été très utile pour en abréger la durée. L'appareil à air chaud de M. Cadot a été aussi employé utilement dans le choléra confirmé traité par l'ipéca et les boissons stimulantes.

68° Le docteur Lion-Gigot, de Levroux (Indre), prétend avoir guéri plusieurs cholériques par l'emploi de *10 à 20 centigrammes* de nitrate d'argent cristallisé en potion et des bains d'air chaud. On a aussi vanté un autre médicament, le kousso, comme préservatif, voire même comme spécifique dans le traitement du choléra.

69° Le traitement auquel on donne la préférence dans les hôpitaux militaires de la Russie est celui du docteur Mandt, alors médecin de l'empereur. Il se compose de moyens internes et externes ; les premiers sont l'extrait alcoolique de noix vomique associé à l'acide phosphorique ; si la chaleur tarde à revenir, on le combine avec l'ellébore blanc, puis avec le musc et le camphre ; chaque substance est donnée à la dose de *1 milligramme*, toutes les cinq minutes s'il y a des vomissements, tous les quarts d'heure ou toutes les demi heures s'il n'y en a pas. Les moyens externes consistent à envelopper le corps d'un drap trempé dans de l'eau salée *froide*, tordu avant son application et recouvert d'une couverture de laine.

Le docteur Evrard a cru devoir modifier ce traitement : le choléra ressemble, selon lui, à la fièvre intermittente par son invasion ; dès lors, il convient de le combattre par le sulfate de quinine associé à la noix vomique ; il administre le médicament par l'anus. La dose est de *deux milligrammes et demi* d'extrait alcoolique de noix vomique, et de *10 à 15 centigrammes* de sulfate de quinine dans 62 *grammes* de liquide toutes les deux heures, jusqu'à *sept lavements*. Les résultats de cette médication, qu'il faut continuer quand les évacuations alvines ont cessé, ont produit de très bons effets.

70° M. Ragot, pharmacien à Melun, soumit à l'Académie de médecine, dans sa séance du 5 septembre 1854, une potion *anti-cholérique* qu'il dit avoir administré avec succès dans la cholérine et dans la première période du choléra. — M. Guibert propose un traitement qui consiste dans l'emploi de l'ipéca et des purgatifs huileux — M. Ronier, de Crancey-le-Château (Côte-d'Or), traite les prodrômes du choléra par les purgatifs et l'*émétique*. — Le docteur Honselot, de Meaux, combat préventivement le choléra par les purgatifs salins. — Le docteur Monchaux prétend que le choléra n'a jamais atteint un individu pendant *qu'il fumait*. La régie devrait accorder une récompense à ce médecin *nicotinophile*.

71° M. A. Baudrimont conseille, d'après son oncle E. Baudrimont, l'emploi des carbonates alcalins à haute dose, et particulièrement le carbonate de soude. — Le docteur Penny dit avoir guéri un cas de choléra intense par les bains *électro-chimiques*. — M. Czernikowski propose une ceinture de laine électrique pour la guérison du choléra. — M. Padioleau, de Nantes, pense que dans cette maladie, le traitement rationnel *des indications* est toujours jusqu'ici le meilleur. Il ajoute que c'est à la marche naturelle de la maladie et non aux prétendus spécifiques employés, que doivent être attribués les succès annoncés par les inventeurs.

72° Le docteur américain Ohr assure que le choléra se transmet par infection. Il le regarde comme une affection nerveuse dépendante du grand sympathique, dont la puissance nerveuse est déprimée ou paralysée. Il a obtenu de nombreux succès de l'emploi de la potion suivante : sulfate de strychnine, *1 milligramme un quart ;* essence de térébenthine, *8 grammes ;* mucilage de gomme arabique, *185 grammes.* Donner une cuillerée à café toutes les *trente minutes.* M. Ohr administre cette potion, non seulement dans la période algide, mais il a encore reconnu son efficacité à la deuxième période des selles, des vomissements, des crampes, et même lorsque la cyanose a déjà commencé — Dès 1831, M. Zaczkowski, médecin polonais, avait employé les préparations de noix vomiques dans le choléra et prétendait ne perdre qu'un sixième de ses malades.

73° Le docteur Legrand considère cette maladie comme une gastro-entéralgie portée à son summum d'intensité. L'agent principal de la médication employée par lui est, l'extrait aqueux de noix vomique dans la proportion de *15 à 25 centigrammes* par *150 grammes* de véhicule, administré par cuillerée à bouche de deux en deux heures.

74° M. Letellier, de Napoléon-Saint-Leu-Taverny, préconise l'emploi des vapeurs des huiles essentielles pour combattre la cause du choléra. Quelle est-elle ?

75? A l'hôpital du Christ, à Londres, on a employé avec un assez grand succès les laxatifs contre cette maladie. — Le professeur Burggraeve, de Gand, prétend avoir guéri un cholérique en le soumettant aux courants galvano-électriques à travers une forte solution saline.

76° Contre la diarrhée prodromique, le docteur Legrand, de Paris, conseille l'emploi de la préparation suivante : poudre de noix vomique torréfiée, *1 gramme ;* magister de bismuth, *2 grammes ;* diascordium, *7 grammes*, pour faire, selon l'art, *vingt pilules*, dont on en prend une immédiatement avant chaque repas. Le docteur ajoute qu'on peut en pousser la dose jusqu'à quatre, six et neuf par jour. Nous le croyons bien.

77° Le docteur Rabelleau, de Sully-sur-Loire, trouve une grande analogie entre cette maladie et l'affection décrite en l'an II par Hallé, chez les ouvriers des mines d'Anzin, exposés aux émanations du gaz acide carbonique. Cette analogie le porte à penser que le choléra est dû à la présence d'un excès d'acide carbonique dans l'économie. Mais d'où vient cet acide carbonique chez les cholériques qui vivent en plein air dans un pays réputé salubre ? Selon M. Léon Gigot, il est facile de se préserver du choléra et *d'en arrêter les ravages* par les seules précautions hygiéniques. Ces précautions ont une influence incontestable ; mais, hélas ! suffisent-elles toujours ? Nous croyons pourtant, avec le docteur Girard, d'Auxerre, que les conditions hygiéniques, et parmi elles celles qui ont trait à la quantité d'air, à l'espace et à la ventilation, jouent un rôle important comme moyen préservatif du choléra. Du reste, à Auxerre, cette maladie s'est toujours manifestée, selon l'auteur, par des symptômes prémonitoires qu'un traitement rationnel a suffi pour arrêter quatre-vingt-neuf fois sur quatre-vingt-douze.

78° Le docteur Galleaume, de Chatenay, prétend avoir retiré les plus grands services de l'usage de la renouée des oiseaux (polygonum aviculare). — M. Blau, médecin des eaux de Langenberg, dit avoir découvert des préservatifs et des remèdes *infaillibles* contre le choléra. Digne M. Blau, quel service vous avez rendu à l'humanité. Mais vos plus illustres confrères continuent à considérer la médecine des symptômes, déduite de l'étude clinique, de la constitution médicale et des idiosyncrasies, comme la seule rationnelle, la seule praticable à l'égard des cholériques. Qu'est devenu le traitement de M. Richard, de Fontenay-le-Comte, qui annonçait à l'Académie de médecine (séance du 24 octobre 1854) que grâce à un traitement qu'il fera connaître, il a constamment réussi dans *quarante cas* de choléra, dont *vingt-sept* des plus graves?...

79° Le docteur Beuertain préconise l'emploi de l'arseniate de potasse, selon la formule de Fowler (liqueur arsenicale), dans le traitement du choléra asiatique.

80° Le docteur Debeney, assimilant le choléra à la fièvre typhoïde pernicieuse, combat cet état morbide par les évacuants; purgatifs, émétiques, éméto-cathartiques, employés surtout comme traitement abortif. — Il est vrai qu'un autre médecin, M. Cadet, a remarqué dans les déjections des cholériques des entozoaires et des fausses membranes.

81° Le docteur Pfeufer, professeur de la Faculté médicale de Munich, administre le calomel à haute dose, *3 grammes*, en trois prises dans l'espace de *deux à trois heures*, et fait mettre des compresses froides (d'après l'indication du docteur Niemayer, de Magdebourg) sur le ventre et des sinapismes aux extrémités inférieures; il donne de la glace par petits morceaux pour étancher la soif. Comme *excitant*, il a employé de préférence le camphre à *10, 20 centigrammes* de demi-heure en demi-heure. Il a combattu l'état typhoïde consécutif par l'emploi de l'acide chlorhydrique dilué et l'application de l'onguent gris sur la tête *rasée*. Quand la diarrhée persiste, il fait *prendre l'huile de ricin*.

82° Le docteur Oestinger, un des premiers praticiens de Munich, employait le valérianate d'ammoniaque, tandis que le docteur Ourgand, de Pamiers, donne la préférence au valérianate de zinc, dont il dit avoir obtenu des succès.

83° M. Verdu, de Bordeaux, voit une analogie entre l'intoxication par le venin de vipère et l'intoxication cholérique, et il propose le même traitement, surtout par l'ammoniaque. Mais le docteur Bellard rattache le choléra à l'absence de l'*ozône* dans l'air. Voilà l'analogie de M. Verdu fort compromise. Le docteur Gubler, brochant sur le tout, a constaté dans l'urine des cholériques ayant atteint la période d'algidité (quand urine il y a), une coloration bleue déterminée par l'acide nitrique.

84° Le docteur Michal, lui, se contente d'appliquer au traitement du choléra les eaux salées et sulfureuses. C'est une médication qui a le mérite d'être simple, mais est-elle efficace?

85° Le docteur Girard insiste sur l'emploi de la teinture de musc, et M. Chauvierre, pharmacien, prenant voix au chapitre, propose l'alun et la décoction de tête de pavot, concurremment avec les frictions d'alcool et d'ammoniaque.

86° Le docteur Virolle, de Saint-Julien (Haute-Vienne), se borne à l'emploi du vin chaud miellé.

87° M. Foucart assure n'avoir jamais vu de cholérine, si grave fut-elle, traitée par la méthode *vomi-purgative*, se transformer en choléra. Les opiacés, dit-il, ne sont que des palliatifs et il n'est jamais prudent de les mettre en usage avant de les avoir fait précéder par des évacuants. Pour M. Foucart, le choléra foudroyant survenant *sans prodromes* chez un individu *en bonne santé* est un mythe. Nous osons être un peu de son avis.

88° Le comte de Kerviguen, ancien officier de cavalerie, de Lucques, propose de traiter le choléra par la solution de gomme arabique dans l'eau de riz. C'est un de ces remèdes qui faisait dire à Velpeau que les cholériques guérissaient malgré les médicaments; on pourrait ajouter ici sans médicaments.

89° Le docteur Aug. Mead justifierait mieux le mot de Velpeau : il conseille d'employer, pour combattre la diarrhée qui précède le choléra, l'éther chlorhydrique dont l'effet, dans tous les cas qu'il a eu à combattre, *était merveilleux*.

90° Pour le docteur O'Brienn, le gaz oxygène serait le remède souverain à employer contre le choléra. — Pour le docteur Garnault, c'est à l'acide nitrique, au vinaigre, qu'il faut demander la guérison de cette maladie.

91° M. Féraud, en raison de la propriété antiseptique de la fumée, en propose l'emploi comme agent préservatif et curatif du choléra.

et *des épidémies en général*. Mais le docteur Aloyse Pascali, lui, ne croit qu'à la vertu curative *directe* de la chaux dans le traitement du choléra asiatique.

92° M. Fardani regarde l'endosmose et l'exosmose comme la cause qui amène dans l'intestin une si grande quantité de liquide évacué ensuite par les vomissements et les selles. Pour combattre cette disposition morbide, l'auteur conseille d'introduire dans l'estomac, par petites doses, une solution de sulfure de sodium qu'on décompose ensuite avec la limonade sulfurique ; mais, ainsi que l'a démontré M. Lagneau, contrairement aux expériences de Dutrochet, l'acide sulfhydrique n'empêche pas toujours l'endosmose. Quoiqu'il en soit, le remède donné à treize malades, dont la plupart très grièvement atteints, a obtenu chez tous, assure M. Tardani, un *succès complet*.

93° Le docteur Cazalas, médecin de l'hôpital militaire de Constantinople, recommande les bains de vapeur dans le traitement du choléra algide.

94° Le professeur Riberi, de Turin, conseille le *cathétérisme opiacé*. Il introduit dans l'urèthre ou même dans la vessie, quand il y a anurèse complète, ou bien dans le vagin chez la femme, une bougie en gomme élastique revêtue à son extrémité d'une légère couche de *15 à 30 centigrammes* d'extrait gommeux d'opium chez les adultes, et l'y maintient pendant *12 à 30 minutes* pour combattre les phénomènes spasmodiques et douloureux si fréquents dans les diverses périodes du choléra, comme crampes, ténesme vésical, barre cholérique, diarrhée et vomissements convulsifs. Le docteur Riberi regarde le choléra asiatique comme de nature éminemment spasmodique. Selon lui il y a prédominance souveraine de l'exosmose sur l'endosmose qu'il est permis de croire anéantie.

95° Le docteur anglais Blach voit dans l'arsenic un excellent remède contre le choléra. Le docteur Guilhaut fils donne la préférence à l'acide sulfurique.

96° Le docteur Besi dit avoir employé avec succès (23 guérisons sur 26 malades) l'hydrogène sulfuré. Il administre *20 ou 25 centigrammes* de sulfure de soude dissous dans une cuillerée d'eau aromatique et immédiatement après il donne un quart de verre de limonade minérale un peu plus acide que d'ordinaire ; on recommence jusqu'à ce qu'on voie cesser ou du moins diminuer les vomissements et la diarrhée. M. Besi propose de donner le même remède en lavement, à dose double, lorsque la diarrhée est très abondante; le mélange des deux solutions doit se faire *dans la canule*.

97° Le docteur italien Sabbatini proclame l'efficacité des bains chauds de chlorure de calcium. Son confrère, le docteur Borgellini, prêche l'emploi du calomel.

98° Le docteur Cozzi, qui attribue, pour une large part, le choléra à l'électricité et au magnétisme terrestre, conseille l'application du galvanisme.

99° Le docteur Gosse, de Genève, a beaucoup préconisé l'emploi de l'ammoniaque anisée pour combattre le choléra à tous les degrés. Cette liqueur, connue dans les pharmacopées sous le nom de gouttes, teinture ammoniacale anisée, esprit ammoniacal anisé, se donne, selon la gravité des cas, à la dose de *10 à 40 gouttes* dans un demi ou un verre d'eau froide, par 2, 3, 4 cuillerées à bouche, toutes les cinq minutes, sans préjudice de tous les moyens de caléfaction dans la période algide.

Arrêtons là l'énumération des remèdes, déjà si nombreux, employés avec plus ou moins de succès *ou de déceptions* pour prévenir ou combattre une des maladies les plus mystérieuses, les plus meurtrières parmi celles qui affligent l'espèce humaine. Nous allons maintenant donner, aussi succinctement que possible, les opinions qui ont été émises par la science sur l'origine, les causes prédisposantes et déterminantes, le mode de propagation de cette redoutable maladie.

On est à peu près d'accord pour reconnaître les bords du Gange comme la source productive et génératrice du choléra épidémie auquel, pour cette raison, on a donné le nom de choléra asiatique. Mais cette forme de choléra était connue en Europe sinon épidémiquement, du moins avec le caractère sporadique, quelquefois même affectant un assez grand nombre de personnes dans la même localité, un siècle ou deux avant d'envahir cette partie du monde et de s'y répandre. Aujourd'hui le fléau s'est étendu à toutes les parties du globe et a une tendance à devenir endémique ou endémo-épidémique, avec des intermittences plus ou moins prolongées et des allures erratiques qui déroutent toutes les prévisions de la science...

Il n'y a, dit le docteur Jolly, ni préservatif, ni spécifique curatif contre le choléra; mais il y a des règles hygiéniques propres à atténuer l'effet des causes locales et individuelles de l'épidémie. Tout porte à croire, dit M. Piorry, que la cause prochaine de cette maladie est un *virus spécial* qui n'a pas reçu de nom et qu'à cause de son origine indienne et de ses effets terribles, il a cru devoir nommer *indoloïse*, c'est-à-dire virus de la peste de l'Inde. Qui dirait qu'un nom si doux exprime une si affreuse chose?

On a prétendu que les terrains primitifs ne pouvaient devenir le *site* du choléra épidémique; mais on a répondu à cette assertion en citant des localités à constitution géologique calcaire qui jouissent ou qui ont joui jusqu'à ce jour d'une pareille immunité. Les conditions géologiques du choléra ont été, du reste, décrites par le docteur Boulée, qui persiste à soutenir que les roches granitiques ou feldspathiques exercent une influence préservatrice contre cette maladie, lorsque sur ces roches imperméables il n'existe pas un terrain alluvionnaire ou quelque terrain friable et absorbant. Selon l'auteur, l'altitude du lieu n'exerce aucune influence sur le développement de l'épidémie.

Est-il vrai, ainsi que l'affirme le docteur Thiersch, de Munich, que le sang des cholériques contient une matière qui agit comme ferment et qui paraît provenir des éléments albuminoïdes du sang lui-même, et, qu'arrivée à un certain degré de fermentation, elle devienne la cause spécifique du choléra? D'un autre côté, M. Pettenkofer, professeur de chimie médicale, assure avoir reconnu que les foyers d'infection se forment principalement dans les maisons où les lieux et les fosses d'aisances sont mal établis et dans les terrains humides et imprégnés de matières putrides. Il recommande la désinfection immédiate des matières évacuées, à l'aide de *4 parties* de sulfate de fer dissoutes dans *10 parties* d'eau. Le docteur Ancelon soutient que le choléra est non contagieux *sur les vivants* et très apte à se transmettre par les déjections et même par les cadavres.

L'opinion du docteur J.-B.-G. Barbier mérite d'être prise en considération. Selon ce médecin, la cause du choléra épidémique réside *évidemment* dans l'enveloppe aérienne qui entoure notre globe. Toujours l'air atmosphérique est le *véhicule* des germes cholérigènes. Il s'établit même dans l'atmosphère des courants de ces germes qui traversent des distances considérables. La matière des germes cholérifères prendrait rang parmi les fluides impondérables : elle ne sera pas soumise à la loi sur la pesanteur. Si le principe cholérigène s'introduit dans le corps humain avec une certaine abondance, il produit une intoxication générale ; son action morbifique domine l'autorité de la force biogénique. Un point bien important, dit l'auteur, dans l'étude du choléra épidémique, c'est de reconnaître que cette maladie *procède d'une cause spécifique* : le corps de l'homme est un milieu organique où les germes cholérigènes trouvent les conditions qui conviennent à leur développement.

Un autre médecin, le docteur Voizot (dans ses réflexions sur le choléra épidémique), assure que l'agent morbifère de cette maladie est le germe d'un vibrion délétère et parasite de l'homme se développant *sur les parois de la trachée-artère*. Mais d'où viennent les animalcules infusoires remarqués dans les déjections des cholériques et qui, selon le docteur Royer (mort il y a quelques années), peuvent être rapportés au genre *cercomonas* ? Les cercomonas des déjections alvines des cholériques sont très différentes du *vibrio-rugula*, observé par M. Pouchet dans ces mêmes déjections. On n'a signalé ni chez l'homme, ni dans les animaux à sang chaud, de monadiens parasites autres que la *trichomonas* signalée par M. Donné dans le mucus vaginal de la femme.

Y a-t il un rapport de causalité entre la diminution de la quantité d'ozone atmosphérique et le développement et l'intensité du choléra ? Le docteur Bockel, de Strasbourg, dit avoir observé que les réactions de l'ozone diminuaient extrêmement avec l'apparition du choléra et qu'elles augmentaient graduellement quand l'épidémie commençait à disparaître. MM. Reydet et Grossé, de leur côté, prétendent que les affections cholériques et les maladies qui attaquent les plantes usuelles reconnaissent une cause commune. Mon compatriote Tholozan, médecin du schah de Perse, dit que le choléra, qu'il a eu tant de fois occasion d'observer, n'est ni dans le symptôme, ni dans la perversion fonctionnelle, ni dans l'altération matérielle : *il est dans tout l'organisme*. Il est bien difficile alors de l'en chasser.

Selon le médecin anglais John Snow, le choléra ne se communique pas par des effluves ou des miasmes absorbés par la peau ou par la muqueuse des voies respiratoires, il est produit par un poison qui pénètre dans le tube digestif. Il nous paraît probable que le choléra ne se propage pas *uniquement* par diffusion dans l'atmosphère : l'agent cholérifère doit aussi s'introduire avec les aliments et les boissons. Mais doit on admettre, avec le docteur Vigil y Mora, que la production et la propagation du choléra sont dues à la larve d'une certaine mouche ? C'est une supposition que peu de praticiens oseront accepter. Selon le docteur Al. Friedmann, cette maladie aurait plutôt pour cause la désoxidation du sang produit par un air chaud, chargé des miasmes de la décomposition des matières organiques. Vous n'y êtes pas, dit à son tour le docteur Alfre; c'est au dégagement de gaz délétères développés dans les voies digestives qu'il faut attribuer le choléra. A son tour, le docteur Martin explique le froid et les divers phénomènes de cette cruelle maladie par une lésion de l'innervation cérébro spinale et une exaltation de l'innervation du grand sympathique. Un autre médecin, M. Peretti, prétend avoir rencontré un principe délétère dans l'air expiré par les cholériques : ceci serait de nature à infirmer l'opinion du docteur John Snow. Pour le docteur Bourgogne, le choléra serait une maladie identique avec les fièvres paludéennes pernicieuses.

Ce qu'il y a aujourd'hui de presque généralement reconnu des médecins, c'est que l'agent producteur du choléra est un miasme qui agit sur les humeurs, sur le sang en particulier, comme un ferment : d'où il suit que les substances qui ont la propriété d'arrêter la fermentation doivent être propres à combattre le choléra. C'est peut être à la présence de quelque substance de cet'e nature que les localités à l'abri du choléra devraient cette immunité. Les miasmes qui se déposent la nuit, entraînés par la rosée, sont détruits par les sulfates de fer si le sol en renferme. C'est une opinion que nous osons émettre sans pouvoir l'appuyer de preuves expérimentales. Mais nous pensons être moins contredit par ceux qui ont fait une étude clinique du choléra en avançant que dans la grande majorité des cas le canal alimentaire est la grande voie par où l'agent cholérifère pénètre dans l'organisme. Voilà pourquoi il est prudent, en temps de choléra, de ne prendre que la quantité d'aliments et de boissons *strictement* nécessaire à l'entretien de la vie et de s'en tenir aux mets qui, sous le moindre volume, nourrissent le mieux.

L'organe qui est le plus ordinairement le foyer principal et caractéristique de la manifestation cholérique, dit le docteur Pirogoff, professeur à l'Académie médico-chirurgicale de Saint Pétersbourg. C'est le canal intestinal : viennent ensuite, par ordre de fréquence et d'importance, les poumons, l'estomac et le foie. L'injection sanguine, en forme d'arborisations, du réseau vasculaire sous-séreux est une altération qui lui paraît précéder toutes les autres et en être le prélude.

Indépendamment des quatre-vingt-dix-neuf modes de traitement que nous avons signalés plus haut, nous donnons ci-après, pour ceux de nos lecteurs qui voudraient prendre *un plus ample informé* des moyens proposés pour combattre le choléra, les titres de quelques travaux publiés sur cette matière devenue inépuisable.

1° Formule contre la diarrhée et le choléra, venant des missionnaires de l'Inde, proposée par M. Duval, pharmacien ; 2° Mémoire de M. Boniteau sur la cause du choléra et des fièvres ; 3° Note sur la prophylaxie du choléra, par M. d'Agar de Bus, d'Issoudun ; 4° Recherches sur le siège du choléra asiatique, par M. Bizet ; 5° Rapport du docteur Ourgand sur le traitement du choléra par le valérianate de zinc ; 6° Spécifique du docteur Portel, comme préservatif de toutes les maladies contagieuses et du choléra en particulier ; 7° Remède de Mme Desengly, sage femme à Paris (jusqu'aux sages-femmes qui s'en mêlent ! !) pour la guérison du choléra ; 8° La recette du spécifique pour le traitement du choléra, par le docteur Laborie, de Sarlat ; 9° La nouvelle doctrine physiologique du choléra, par le docteur Doin, de Bourges ; 10° Remède de M. Pronadories contre le choléra ; 11° La prophylaxie du choléra, par le docteur Germain ; 12° Formules de deux médicaments du docteur Henry Maughan, de Gardiner (Etat du Maine, Amérique). L'auteur les emploie selon les cas et prétend sauver huit malades sur dix, *quand il n'est pas appelé trop tard ;* 13° Traitement du docteur Martinez, de Santander (Espagne) ; 14° Traité du choléra asiatique, par le docteur Pelka, de Landser (Haut-Rhin) ; 15° Traitement anticholérique du sieur Peire, à Void (Meuse) ; 16° Traitement anticholérique du docteur Blanc, d'Uzès ; 17° Mémoire du docteur Guibert intitulé : *Le Choléra, thérapeutique indo-malaise ;* 18° Considérations étiologiques, nosologiques et thérapeutiques sur le choléra, par le docteur Turchetti ; 19° Nouveau traitement du choléra, par le docteur Pigeon ; 20° Traitement du choléra, par le docteur Gouzée : 21° Mémoire de M. Jacquiez, de Lure, sur les causes et le traitement préservatif du choléra ; 22° Recette d'une liqueur *anticholérique*, du sieur Regnault, pharmacien à Chalons-sur-Marne ; 23° Spécifique de M. Langlebert, officier de santé à Paris ; 24° Mode de traitement du choléra du docteur Blanco, de la faculté de Caracas; 25° Traitement et mode de propagation du choléra, par le docteur Painchaud, de Québec ; 26° Les docteurs Blin, de Caen, Wilhmach, d'Oldeslohe (Holstein), Tourelle, de Chambly (Oise), Thouvenot, pharmacien à Chatenois (Vosges), Caron, de Paris, Bonjean, de Chambéry, et une foule d'autres, ont proposé des moyens de traitement plus ou moins délaissés contre la terrible maladie qui nous occupe.

Avant de terminer ces notes, auxquelles nous avons déjà peut-être donné trop d'étendue, nous répéterons, avec les observateurs les plus sagaces des *allures* du choléra, que cette maladie ne revêt jamais le caractère *foudroyant* dans la rigoureuse acception du mot. Il y a toujours des prodrômes, des phénomènes prémonitoires qui avertissent que l'économie est sous l'influence du mal prêt à l'envahir. Le docteur Macloughlin a publié à Londres, il y a quelques années, un ouvrage ayant pour titre : *Résultat d'une enquête concernant l'invariable existence de la diarrhée comme prodrôme du choléra, ou plus exactement comme son premier symptôme*.

Sur 878 décès attribués au choléra dans Londres, depuis juillet 1853 jusqu'en février 1854, il ne s'en est trouvé que 21 dont on ait affirmé que le choléra avait été *foudroyant*, c'est-à dire sans diarrhée *antécédente*, sans prodrôme. Au sujet de ces *21 cas* prétendus exceptionnels, le docteur Macloughlin a ouvert une enquête pour laquelle aucune information n'a été négligée, et en voici le résultat : Quinze de ces *21 cholériques* avaient eu bien réellement le corps *dérangé* avant les crampes et les vomissements, mais le dévoiement aurait eu peu de durée; chez un autre, il y avait eu motif intéressé à céler la diarrhée prodromique et à prétendre que les crampes avaient marqué le début de l'attaque. Pour les dix-septième et dix-huitième malades, c'était sans examen que les médecins avaient attesté l'absence des phénomènes prodromiques. Le dix-neuvième était mort des suites d'une superpurgation provenant de l'administration de remèdes drastiques. Un vingtième avait succombé du fait d'une goutte métastatique. Chez le vingt-unième enfin le décès devait être attribué à une hernie étranglée qu'on avait méconnue.

Il n'y a rien de plus péremptoire que les faits rapportés par l'honorable et habile praticien de Londres. Nous pourrions nous-même, si nous avions le droit de voter au chapitre, signaler une soixantaine de cas de choléra dont nous avons été témoin en 1820, à l'île Maurice, militant en faveur de l'opinion des praticiens qui soutiennent que le choléra foudroyant est *un mythe*.

Pour ceux qui s'étonneront de la *multiplicité* des remèdes plus ou moins empiriques dirigés contre une maladie dont la véritable essence nous est inconnue et qui, par cela même, prête le flanc, si

nous pouvons nous exprimer ainsi, à des traitements souvent inso-
lites, nous terminerons ce modeste travail par quelques vieilles
recettes auxquelles bien des personnes, qui se croyaient sensées,
ajoutaient une foi robuste, vers la fin du siècle dernier. Rions de
leur crédulité ignorante ; mais pas trop pourtant ; car dans notre
siècle de lumière et de progrès, il n'est pas rare de rencontrer encore
des gens qui croient aux choses les plus invraisemblables, les plus
impossibles.

Il nous est tombé, il y a quelque temps, sous la main un diction-
naire pharmaceutique publié en deuxième édition, en 1791. On y lit
les incroyables recettes suivantes que nous abrégeons :

Le cœur de l'alouette huppée empêche la colique ; le cœur avalé
tout chaud, et l'alouette rôtie avec les plumes, produisent le même
effet.

L'ongle ou la corne du pied de l'âne, à la dose d'une demi-once
par jour pendant un mois, guérit *sûrement* le mal caduc ; la même
corne, *en parfum*, apaise les douleurs des hémorrhoïdes. Le sang
de l'âne, tiré derrière l'oreille, guérit les maniaques et les maladies
causées *par sortilège*. On le reçoit au printemps sur un linge qu'on
met à infuser dans quelque boisson.

La tête de l'anguille coupée et appliquée toute sanglante sur les
verrues, puis ensuite enterrée, pour la laisser pourrir, les guérit.
Le sang tiède, bu avec le lait de femme, apaise la colique.

Il n'y a rien de meilleur contre la chute de la matrice qu'un œuf
pourri et *corrompu (sic)* : on le met dans un réchaud sur les char-
bons, et lorsqu'il éclate, en se crevant, la malade a peur et cette
suprise, *jointe à la mauvaise odeur*, fait remonter la matrice.

L'araignée arrête l'accès de la fièvre quarte (1), étant écrasée et
appliquée aux poignets ou aux tempes, ou étant enfermée vivante
dans une coquille de noix et pendue au col ou attachée au bras au
commencement de l'accès.

Une poule noire, coupée vive par le milieu, et appliquée toute

---

(1) Il n'est pas inutile de rappeler ici que MM. Cenni, Max : Simon et
quelques autres médecins ont conseillé, il y a une vingtaine d'années,
l'emploi de pilules de toile d'araignée pour combattre la fièvre intermittente. Elle était signalée comme succédanée de la quinine.

chaude sur la tête, guérit *sûrement* la frénésie, la céphalalgie et le délire ; le transport au cerveau et les fièvres malignes.

Une poule ou un coq, plumé vif *autour du fondement*, et appliqué sur les morsures venimeuses, en attire le venin ; mais l'un ou l'autre en meurt.

Le sang d'un matou, tiré d'une veine *de dessous la queue*, et bu à la dose de *trois gouttes chaudes*, guérit *entièrement* le mal caduc. Le même sang, tiré à l'oreille, guérit *heureusement* l'érysipèle.

La tête d'un chat noir, réduite en cendres, est un remède *sans pareil* contre les taches des yeux.

L'haleine des chats est naturellement venimeuse et dispose à la phthisie. Un chat noir, *ouvert vivant après qu'on lui a coupé la tête*, et appliqué très chaud, soulage les douleurs de côté.

Le chien, appliqué vif sur le ventre, fait passer la colique, et la goutte même *passe* au chien, lorsqu'il lèche la partie affectée.

L'immersion des membres paralytiques *dans une décoction de chiens entiers* les guérit. La graisse de chien *n'a pas sa pareille* dans la phthisie ; on la mange sur du pain, en guise de beurre. Le poil de chien tiré sur l'oreille droite et mis dans la morsure de l'animal la guérit *spécifiquement*.

Un chien nourri d'os, sans le laisser boire, *ou très peu*, puis éventré et appliqué tout chaud à la plante des pieds, guérit les fièvres malignes.

Les poux sont *apéritifs* et *fébrifuges ;* pour la fièvre quarte, on en fait avaler cinq ou six à l'entrée de l'accès. Avalés au nombre de huit ou neuf tout vifs, ils guérissent la jaunisse.

On se sert des feuilles d'acanthe dans la pierre et *l'accouchement difficile*, et, en imitation, pour les ornements d'achitecture.

En voilà plus qu'il n'en faudrait pour faire la réputation et la fortune d'un charlatan de campagne. Le vrai peut quelquefois n'être pas vraisemblable.

UN VIEIL ÉTUDIANT EN MÉDECINE.

Grenoble, le 15 juin 1880.

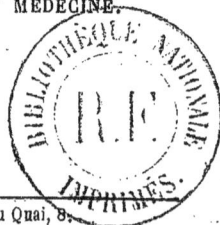

38,216. — Grenoble, typ. et lith. Maisonville et fils, rue du Quai, 8.